Autores: Raquel Jiménez Velázquez (directora)

Cristina Giménez Velázquez

Isabel Castaño Ruiz

ISBN-13: 978-1537364599

ISBN-10: 1537364596

Editorial: Amazon

Createspace

CASOS CLÍNICOS
GINECOLOGÍA

INDICE

CARCINOMA DE TROMPA DE FALOPIO, UN HALLAZGO CASUAL
7

MELANOMA MALIGNO DE VULVA
9

TUMOR DE BRENNER
10

CANCER DE MAMA MULTICÉNTRICO CON METASTASIS OVÁRICAS
11

CARCINOMA EPIDERMOIDE METAPLASICO DE MAMA
13

MOLA INVASIVA EN PERIMENOPAÚSICA
14

ENDOMETRIOMA Y FIBROMA OVÁRICO
15

ENDOMETRIOSIS ATÍPICA
16

ENDOMETRIOSIS PROFUNDA
17

FISTULA VESICO-UTERINA
19

GLANDULA DE SKENE
20

HIPERANDROGENISMO EN MUJER POSTMENOPAÚSICA
21

SINDROME DE FITZ-HUGH-CURTIS
22

LINFADENECTOMÍA PARAAÓRTICA RETROPERITONEAL.

ASCITIS QUILOSA
25

TABIQUE VAGINAL TRASVERSO VS ATRESIA VAGINAL SEGMENTARIA
26

ENDOMETRIOSIS PLEURODIAFRAGMÁTICA
28

AMENORREA E HIPERPROLACTINEMIA
29

EICH GENITAL TRAS TRANSPLANTE ALOGÉNICO
30

RESTOS DE WALTHARD
31

EVISCERACIÓN VAGINAL TRAS CIRUGÍA DE WERHTHEIM-MEIG
32

SINDROME DE MORRIS
33

TERATOMA QUÍSTICO MADURO
35

SINDROME DE HIPERESTIMULACIÓN OVÁRICA GRAVE
36

TORSIÓN OVÁRICA
38

ENFERMEDAD INFLAMATORIA PÉLVICA
39

ENDOMETRIOSIS CERVICAL
40

ENDOMETRIOSIS DE LA PARED ABDOMINAL
41

ENCEFALITIS POR ANTICUERPOS ANTI-NMDAR
42

MIGRACIÓN DE DIU A CAVIDAD ENDOMETRIAL Y

GESTACIÓN INTRAÚTERO
43

MIGRACIÓN DIU A OVÁRIO
44

ABDOMEN AGUDO TRAS ROTURA ESPONTÁNEA DE QUISTE ENDOMETRIÓSICO
45

METRORRAGIA PERSISTENTE EN LOS PRIMEROS CICLOS MENSTRUALES
46

LEIOMIOMA QUÍSTICO GIGANTE
48

SINDROME DE MAYER-ROKITANSKY-KUSTER-MAYER
50

DOLOR ABDOMINAL DE ORIGEN GINECOLÓGICO
52

ENDOMETRIOSIS VULVAR
53

CARCINOMA DE TROMPA DE FALOPIO, UN HALLAZGO CASUAL

Mujer de 44 años, que consulta por urgencias por dolor abdominal acompañado de vómitos de 24h de evolución. No fiebre ni otra sintomatología.

Antecedentes personales medico quirúrgicos. HTA en tratamiento con buenos controles.

Antecedentes ginecológicos: menarquia a los 10 años, 7/35, G3A3.

Exploración física: abdomen en tabla. Signos de irritación peritoneal.

Test gestación negativo.

Ecografía abdominal compatible con apendicitis aguda.

Ante el cuadro clínico se decide laparoscopia diagnóstico-terapeútica.

Tratamiento quirúrgico: tumoración de unos 6 cm de longitud de aspecto edematoso y arrosariado en trompa de Falopio derecha. Se realiza salpinguectomía derecha. Al extraer la pieza quirúrgica se aprecia tejido cerebroide. No se observan implantes peritoneales ni otros hallazgos patológicos en cavidad.

Anatomía Patológica: Adenocarcinoma seroso de trompa de Falopio infiltrante de alto grado.

PET: Adenopatía inter aorto-cava y presacra. Sin evidenciade enfermedad en otras localizaciones.

Tratamiento quirúrgico: Se realiza cirugía radical con Histerectomia total + doble anexectomía + desperitonización de implantes + linfadenectomía pélvica y paraórtica + Apendicectomía + Omentectomía.

Hallazgos: Implantes peritoneales. Omentectomía sin evidencia de metástasis, Ganglio interaorto-cava yganglios aislados de mesosigma: Positivo para metástasis. Resto de ganglios : sin evidenciade metástasis. Estadio FIGO: III – C. Marcador Ca125:83.84 U/ml

Evolución: Actualmente la paciente se encuentra en tratamiento quimioterápico con Taxol-Platino. Pendiente de estudio genético del gen BRCA.

MELANOMA MALIGNO DE VULVA

Paciente de 29 años que consulta por tumoración de rápido crecimiento (3 semanas) en labio mayor izquierdo. No fiebre ni otra sintomatología.

Antecedentes personales medico quirúrgicos sin interés.

Antecedentes ginecológicos: menarquia 9 años. Nulípara. FM 4/30

Exploración física: tumoración dura en labio mayor izquierdo de aproximadamente 5 cm., sin signos de infección. No dolorosa a la palpación.

Marcadores tumorales: negativos.

RMN: nódulos diseminados en pulmón. Tumoración en Glúteo izquierdo de 10cm y contenido líquido y en Glúteo mediano izquierdo de 3cm. Tumoración en pared abdominal de 4cm y en zona submamaria izquierda de 3 cm.

Tratamiento quirúrgico: exéresis de tumoración vulvar de 10cm y otras tumoraciones.

AP: Melanoma Metastásico de vulva BRAF +.

TUMOR DE BRENNER

Paciente de 52 años que consulta por sangrado postmenopáusico tras 5 años de amenorrea.

Antecedentes personales medico quirúrgicos: obesidad, osteoporosis en columna y cadera, protrusiones discales a nivel lumbar e incontinencia mixta. Fue intervenida en 2007 por histeroscopia de una polipectomía múltiple y una fascitis plantar en pie derecho.

Antecedentes ginecológicos: manarquia 13 años, G2P2. Menopausia: 47 años. Última citología hace 2 años normales.

Exploración física: vulva de aspecto normal, vagina atrófica y poco elástica, cérvix normoepitelizado, visualizándose sangrado activo como regla procedente de cavidad. Se toma biopsia de Cornier que la AP informa de endometrio activo postmenopáusico.

Ecografía transvaginal: útero en anteversión de ecoestructura normal y endometrio lineal. OD: formación quística de 60x61mm, heterogénea, con eco lineales y sombra acústica, no vascularizada, compatible con teratoma quístico. OI: atrófico. Douglas libre.

Analítica: marcadores tumorales negativos.

Diagnóstico de sospecha: Teratoma de ovario derecho.

Se solicita preoperatorio y se realiza una anexectomía derecha mediante laparoscopia. La paciente durante el postoperatorio evoluciona favorablemente, por lo que es dada alta y se cita para control en 2 meses en consulta de Ginecología.

AP: tumor con abundante estroma, benigno, colagenizado y con depósitos de calcio. Además hay nidos epiteliales de tamaño variable, sólidos o glandularoides, de células claras que recuerdan a epitelio transicional y presenta núcleos hendidos frecuentes. No atipias ni mitosis. Diagnóstico definitivo: Tumor de Brenner ovárico.

CÁNCER DE MAMA MULTICÉNTRICO CON
METÁSTASIS OVÁRICAS

Mujer de 60 años remitida a la Unidad de mama por tumoración en mama izquierda.

Antecedentes personales medico quirúrgicos: Diabetes Mellitus tipo II en tratamiento con antidiabetios orales.

Antecedentes ginecológicos: nulípara, menopausia a los 52 años.

Se realiza ecografía y biopsia con aguja gruesa de la lesión y del ganglio axilar izquierdo. La anatomía patológica informa de un carcinoma ductal infiltrante tipo micropapilar con afectación ganglionar (RE 94% RP 8% Ki67.8% Her 2 negativo). Se inicia estudio de extensión.

RMN mama: varios nódulos en mama izquierda, el de mayor tamaño en CIE (2.4x2.2x2.3 cm), con un pequeño nódulo satélite anterior en LIC inferior y otro en LICE, todos ellos de las mismas características radiológicas (BIRADS 4C), y BAG ecoguiada positiva (BIRADS 6). Nódulo en zona posterior de LICS de mama derecha, de características benignas. Adenopatía axilar izquierda.

Ecografía de mama: corrobora los hallazgos de la RMN mamaria y apoya el diagnóstico.

Tratamiento quirúrgico: mastectomía radical modificada izquierda más linfadenectomía.

Anatomía patológica: carcinoma ductal infiltrante micropapilar multicéntrico de 3.8 cm y 1 cm de diámetro, que metastatiza en cuatro ganglios linfáticos de los nueve extirpados, dejando márgenes quirúrgicos libres. Se diagnostica de carcinoma ductal infiltrante de mama micropapilar y se cataloga como estadio clínico IIIA (pT2pN2a) tipo Luminal A (RE 94%, RP 8%, Her2 negativo).

Tratamiento postiquirúrgico: quimioterapia adyuvante (antraciclinas y taxanos), hormonoterapia y posterior radioterapia.

Seguimiento: Tras finalizar el tratamiento se solicita TAC de control que informa de estructuras nodulares en ambos parametrios, probablemente los ovarios, de aspecto algo aumentado.

Ecografía ginecológica: Útero miomatoso con endometrio atrófico y formaciones quísticas de pequeño tamaño en ambos ováricos. Ovario derecho de 31x26 con formación quística, sonolucente, unilocular, de pared fina y contorno interno liso de 31x26 mm, que no capta color con el Doppler. Ovario izquierdo de 40x28 formación quística, sonolucente, con un septo fino, bilocular, paredes engrosadas (de hasta 6.7mm) y contorno interno granular, con papilas intraquísticas de 11x8 y 8x7mm y vascularización periférica aumentada (tipo II-III).

El diagnóstico ecográfico sugiere una tumoración izquierda de diagnóstico incierto y aspecto maligno, de probable origen metastásico de un cáncer de mama y cuestiona el origen de la formación derecha, planteando el diagnóstico de metástasis bilateral del cáncer de mama.

La paciente es presentada en el Comité de mama para decidir la conducta a seguir. Se decide anexectomía bilateral por laparoscopia con estudio diferido de las piezas quirúrgicas. Durante la cirugía se observan dos tumoraciones, de 4 cm la derecha y 5 cm la izquierda, de aspecto sólido-quístico, bien definidas y con bordes regulares, no adheridas, que fueron extraídas de forma íntegra y enviadas a anatomía patológica.

CISTOADENOMA SEROSO GIGANTE

Mujer de 42 años remitida a UGA para valoración por sospecha de quiste de ovario gigante visualizado en ecografía abdominal. Asintomática.

Antecedentes personales medico quirúrgicos sin interés.

Antecedentes ginecológicos: Menarquia a los13 años. Nuligesta. FM: 4/30.

Exploración física: masa abdominal quística, elástica, que llega a ombligo, no dolorosa a la palpación.

Marcadores tumorales: Ca 19.9: 24, Ca 125: 23. CEA 2.7.

Ecografía TV: útero en anteversión de ecoestructura normal, endometrio de 7 mm. OD: normal. OI: se visualiza formación quística gigante de 250x170x300mm, sonoluscente, paredes lisas y no vascularizado. Superficie interna regular, sin visualizarse septos. No sombra acústica. No se visualiza parénquima ovárico. Impresión diagnostica benigna. GIRADS 3.

Diagnóstico de sospecha: Cistoadenoma seroso gigante OI.

Tratamiento quirúrgico: anexectomía izquierda laparoscópica. Se visualiza quiste gigante de más de 30 cm dependiente de OI que imposibilita la visualización de cavidad abdominal, ocupando toda la pelvis hasta diafragma. Se punciona el quiste y se aspira contenido liquido seroso (7 litros aproximadamente) mandando muestra para análisis citológico. Se realiza anexectomía reglada con bipolar y tijera y se extrae a través de puerto umbilical.

Anatomía Patológica: Cistoadenoma seromucinoso simple de ovario.

CARCINOMA EPIDERMOIDE MATAPLÁSICO DE MAMA

Paciente de 68 años que consulta por formación nodular en mama derecha.

Antecedentes personales medico quirúrgicos: osteoporosis en tratamiento con calcio y bifosfonatos.

Antecedentes ginecológicos: menarquia a los 13 y menopausia a los 50 años, G4P3A1.

Exploración física: mamas asimétricas. Mama derecha tumoración de 4 cm en CII poco móvil, no dolorosa, con contornos bien definidos y adherida a plano profundo. Existe retracción en piel. No adenopatías palpables.

Exploración radiológica y ecográfica: lesión de baja sospecha (BIRADS 4ª) con patrón ecográfico de quiste complejo con edema cutáneo en la zona.

Punción mama ecoguiada: evacuación del quiste y el material que se envía para estudio histológico.

BAG: Carcinoma pobremente diferenciado con sectores con diferenciación escamosa.

Tratamiento: Tumorectomía y BSGC negativo.

Anatomía Patológica: Carcinoma epidermoide metaplásico de mama (pT2pN0).

En el estudio de extensión no se halla un foco primario diferente al mamario.

Tratamiento postquirúrgico: quimioterapia con Carbotaxol y Radioterapia.

MOLA INVASIVA EN PERIMENOPAUSIA

Paciente de 54 años que consulta en urgencias por dolor en hipogastrio y metrorragia tras 8 meses de amenorrea.

Antecedentes personales medico quirúgicos sin interés.

Antecedentes ginecológicos: menarquia a los 11 años. Perimenopaúsica, G7P7.

Exploración física: sangrado procedente de cavidad. Utero aumentado de tamaño como gestación de 12 semanas.

Test de gestación: positivo. 294.350 ui ui/L.

Ecografía transvaginal: útero ocupado por una masa heterogénea "copos de nieve copos de nieve" con adelgazamiento de miometrio en cara posterior sugestivo de enfermedad trofoblástica.

Biopsia endometrial con cánula de Cornier: mola hidatiforme

Estudio de extensión (radiografía de tórax y TAC) negativo.

Tratamiento quirúrgico: histerectomía abdominal con doble anexectomía.

Anatomía Patológica: Útero ocupado por una masa vesicular intracavitaria en "racimo de uvas racimo de uvas". Mola hidatidiforme completa con presencia de vellosidades coriales en profundidad de miometrio por lo que se considera mola invasiva.

Seguimiento: cuantificación de B-hcg semanal hasta su negativación y posteriormente mensual hasta completar 12 meses.

ENDOMETRIOMA Y FIBROMA OVÁRICO

Paciente de 38 años remitida desde ginecólogo de zona por hallazgo casual de quiste ovárico derecho de 47x48 mm de apariencia endometriósico.

Antecedentes personales medico quirúrgicos: IMC 22.2. Fumadora y asma bronquial extrínseco en tratamiento con broncodilatadores.

Antecedentes ginecológicos: menarquia a los 13 años, G4P3A1. FM 5/28

Ecografía transvaginal: formación quística de 45x34x31 en ovario derecho de estructura compleja, con una formación quística de 34x31 mm y un nódulo sólido de 17x19 mm, que no capta color con Doppler, con diagnóstico ecográfico de teratoma quístico derecho de morfología poco típica. El resto del aparato genital era normal.

Se decidió tratamiento con anticonceptivos orales y nueva revisión con ecografía en 6 meses.

Marcadores tumorales: Ca 19.9 de 9, Ca 125de 9, CEA de 4, HE4 114, y Fórmula ROMA postmenopáusica de 17,26%.

Tratamiento quirúrgico: anexectomía derecha laparoscópica.

Anatomía Patológica: endometriosis ovárica derecha y fibroma ovárico de

2,6 cm de diámetro.

ENDOMETRIOSIS ATÍPICA

Paciente de 20 Años que consulta por dolor abdominal tras ingesta abundante de alimento. Ha vomitado y tras no notar mejoría ha acudido a Urgencias Generales dónde la han remitido por hallazgo de quiste de >10 cm dependiente de ovario derecho en ecografía abdominal. Afebril. No otra sintomatología.

Antecedentes personales medico quirúrgicos sin interés.

Antecedentes ginecológicos: Menarquia a los 10 años. Nuligesta. FM: 5/28. Exploración física: Tacto bimanual con movilización cervical no dolorosa. No se palpan masas.

Especuloscopia : vagina amplia y elástica, cérvix normoepitelizado de nulípara.

Analítica: discreta leucocitosis, resto normal.

Ecografía: Útero de ecoestructura normal. Endometrio de segunda fase. OD: formación quística de ecogenicidad media de 10x55x66 mm que ocupa Douglas, homogéneo, con paredes finas, sin observarse tabiques ni papilas. OI: normal. No líquido libre en Douglas .Diagnóstico principal: Masa anexial. Impresión diagnóstica: Benigno, GIRADS: 3 Diagnóstico específico: Endometrioma ovario derecho.

Marcadores tumorales: Ca 125: 111.

Tratamiento quirúrgico: mediante laparoscopia se visualiza bloqueo por ocupación total de Douglas por endometrioma de OD aparentemente bilobulado de unos 12 cm adheridos firmemente a ovario y trompa contralateral, parte posterior de útero retrocervix y ligamento ancho posterior. Cúpula diafragmática derecha con más de 10 implantaciones superficiales de aspecto endometriósico. Además se observan nódulos de infiltración profunda en plica vesicouterina, ligamento ancho anterior izquierdo, ligamento ancho posterior izquierdo (sobre uréter izquierdo sin infiltrarlo), úterosacro izquierdo.

Se realiza finalmente, quistectomía laparoscópica de endometrioma y exéresis de nódulos peritoneales.

Anatomía Patológica: endometrioma de ovario derecho con atipia citológica e índice de proliferación celular KI-67 en torno al 10,5%, con pérdida focal de proteína BAF250A, que podría confirmas endometriosis atípica. Nódulos endometriósicos confirmados en ligamento ancho izquierdo y ligamento uterosacro izquierdo.

ENDOMETRIOSIS PROFUNDA

Mujer de 48 años que es remitida por dolor pélvico crónico, dispareunia profunda, disquecia y cuadros de suboclusión intestinal, refractaria a tratamiento médico conservador.

Antecedentes personales medico quirúrgicos: hipertensión en tratamiento, fibromialgia.

Antecedentes ginecológicos: menarquia a los 13 años, G2P2. Exéresis de nódulo endometriósico de 3 cm en tabique rectovaginal e inserción de malla en septiembre de 2013.

Marcadores tumorales normales.

Ecografía abdominopélvica: malla adherida a cara posterior uterina con asa de intestino adherida a ella. Hidronefrosis obstructiva grado III de riñón izquierdo. Riñón derecho normal.

Uro TAC y RMN: masa de contornos mal definidos para-perirrectal que produce estenosis luminal de recto medio con atrapamiento de uréter izquierdo.

Colonoscopia: estenosis colónica de origen adherencial cicatricial a 20 cm del recto. Dado el empeoramiento de la hidronefrosis y su evolución a insuficiencia renal, se programa para cirugía.

Tratamiento quirúrgico: histerectomía más doble anexectomía + resección intestinal con anastomosis intraoperatoria. Liberación de uréter izquierdo y reimplante vesical.

Evolución: postoperatorio sin incidencias. Alta hospitalaria con posteriores controles en consultas externas de ginecología.

FÍSTULA VESICOUTERINA

Mujer de 41 años que consulta por incontinencia urinaria continua desde el último parto vaginal hace 9 años. Presenta infecciones urinarias de repetición.

Antecedentes personales medico quirúrgicos : IMC 20.03, dislipemia en tratamiento.

Antecedentes ginecológicos: menarquia a los 11 años. G11 P6 C1 A4, FM 4/28

Diagnóstico: Instilación vía uretral de azul de metileno y posterior extravasación por cérvix, sospechándose una fístula vesicouterina. La confirmación se realizó mediante ecografía transvaginal observándose el trayecto fistuloso. Otras pruebas complementarias empleadas fueron la cistografía, el URO-TAC y la cistoscopia.

Tratamiento quirúrgico: Cistoscopia + Histerectomia total + Fistulorrafia.

Revisión a los dos meses: La paciente refiere estar continente, y presentar una mejoría importante de su calidad de vida. Se observa la cúpula vaginal bien cicatrizada.

GLÁNDULA SKENE

Mujer de 38 años, remitida a nuestras consultas por sensación de escozor al orinar, dificultad en las relaciones sexuales y sensación de nódulo en tercio externo de vagina, asintomático.

Antecedentes personales medico quirúrgicos sin interés.

Antecedentes ginecológicos: menarquia a los 12 años, portadora de DIU Mirena por hipermenorreas. G2P2.

Exploración física: nódulo de consistencia gomosa, liso, indoloro, de aspecto quístico, ligeramente fluctuante de unos 4cms en en zona parauretral distal. No adenopatías, ni lesiones en genitales externos.

Test orina negativo

Cultivo exudado vaginal negativo.

Ecografía vaginal: aparato genital normal. En tercio distal de la vagina nódulo de 37,8x40, 7x30,3mm , bien delimitado y de estructura lobulada, refringente y con vascularización central y periférica ordenada, compatible con lipoma o lipomioma vaginal.

Inicialmente manejo con antibióticos, higiene e intento de drenaje manual sin éxito.

Tratamiento quirúrgico: exéresis de nódulo vaginal y valoración por urología

Anatomía patológica: quiste simple recubireto por epitelio escamoso y estratificado sin atipias celulares.

HIPERANDROGENISMO EN MUJER POSTMENOPAÚSICA

Mujer de 56 años que es remitida a la consulta de ginecología oncológica para estudio por sospecha de tumoración productora de testosterona.

Antecedentes personales medico quirúrgicos: HTA, SAHOS, hipotiroidisomo, DLP y obesidad.

Antecedentes ginecológicos: menarquia a los 14 años. G1C1. Menopausia a los 52 años.

Analítica: elevación de testosterona, androstendiona normal, DHEA normal, y cortisol libre normal.

Marcadores tumorales: normales

RMN normal

TAC: No patología suprarrenal. Aumento discreto del ovario derecho respecto al contralateral

Ecografía transvaginal: endometrio de 10mm. Ovario derecho aumentado de tamaño y consistencia solida sin aumento de la vascularización.

Biopsia Cornier: normal

Tratamiento quirúrgico: anexectomia bilateral laparoscópica.

Anatomía Patológica: tumor ovárico del estroma-cordones sexuales, encuadrable en tecoma lutenizado.

SINDROME DE FITZ-HUGH-CURTIS

Paciente de 34 años que consulta en urgencias por flujo vaginal marronáceo y maloliente desde hace meses y dolor hipogástrico de reciente aparición. No fiebre ni otra sintomatología.

Antecedentes personales medico quirúrgicos: infecciones del tracto urinario de repetición. Cirugía por fibroadenomas mamarios.

Antecedentes ginecológicos: menarquia a los 12 años. En tratamiento con parche anticonceptivo. G2P2.FM 4/30.

Exploración física: leve dolor a la palpación profunda en hipogastrio sin signos de irritación peritoneal.

Tacto bimanual útero en retroversión móvil y cérvix no doloroso a la movilización.

Especuloscopia: flujo marronáceo líquido maloliente.

Hemograma, bioquímica y coagulación normales.

Con diagnóstico de vaginosis bacteriana, se pauta cloruro de decualinio vaginal durante 6 días y toma de exudados vaginales para cultivo en su Centro de Salud

Una semana más tarde la paciente vuelve a consultar por dolor abdominal muy intenso de varios días de evolución, sin otra sintomatología acompañante.

Exploración física: dificultosa debido a intenso dolor, signos de irritación peritoneal. No dolor a la movilización cervical. Flujo vaginal no valorable por encontrarse con la menstruación.

Ecografía transvaginal: útero de ecoestructura normal. Endometrio lineal. No se evidencian imágenes compatibles con abscesos tubo-ováricos. Ovarios normales. Escasa cantidad de líquido libre en Douglas.

Analítica: Leucocitos: 14.45 x10^3/uL, neutrófilos: 11.90 x10^3/uL, resto hemograma normal. Bioquímica: PCR: 8.71 mg/dL, resto normal. Coagulación normal. Anormal y Sedimentos sin hallazgos

TAC abdomino-pélvico con contraste: útero aumentado de tamaño con mala diferenciación de sus contornos, alteración de la grasa locorregional y discreta cantidad de líquido libre en pelvis menor, compatible con EIP. Además se observa el hígado aumentado de tamaño de forma difusa, con discreto realce de la cápsula hepática en la fase arterial, sugestivo de perihepatitis.

Diagnóstico de sospecha: Sindrome Fitz-Hugh-Curtis.

Tratamiento quirúrgico: laparoscopia diagnóstico terapeútica. Durante la cirugía se visualizan trompas algo dilatadas en porción distal, ovarios normales, útero normal con serosa friable y escasa cantidad de líquido purulento en Douglas. Se realiza lavado de cavidad y se avisa al servicio de Cirugía General y del Aparato Digestivo que visualiza asas intestinales dilatadas e hígado de aspecto muy inflamatorio y realiza apendicectomía profiláctica

Durante el ingreso hospitalario se pauta antibioterapia iv con Ceftriaxona, doxiciclina y metronidazol ; así como analgesia iv. El postoperatorio cursó sin incidencias. Tras 1 semana de ingreso la paciente es dada de alta estable clínica y hemodinámicamente, sin signos de infección analíticos ni a la exploración. Al alta continuó durante 7 días más con antibioterapia vo: doxicilina 100/12 hrs, cefuroxima 500/12 hrs y metronidazol 250 mg / 8 hrs. Posteriormente la paciente acudió a revisión 1 mes después, encontrándose asintomática y con ecografía ginecológica y abdominal normal.

LINFADENECTOMÍA PARAAORTICA RETROPERITONEAL. ASCITIS QUILOSA

Mujer 42 años con dolor en hipogastrio y FID de dos meses de evolución y cuya intensidad ha aumentado en los últimos días.

Antecedentes personales medico quirúrgicos: apendicectomizada.

Antecedentes ginecológicos: menarquia a los 13 años. G4P1A3, FM 5/28

Exploración física: gran masa abdominal que llega a nivel supraumbilical

Ecografía: quiste ovario izquierdo de 215x111 mm con características de benignidad compatible con cistoadenoma mucinoso.

Marcadores tumorales normales, bioquímica y hemograma normal

Tratamiento quirúrgico: LPC con aspiración intraabdominal debido a su gran tamaño. La biopsia intraoperatoria informa de tumor mucinoso bordeline por lo que se lleva a cabo estadiaje quirúrgico con histerectomía total abdominal más doble anexectomía, omemtectomía y biopsias peritoneales vía LPC.

Anatomía patológica: adenocarcinoma mucinoso de ovario izquierdo IG1C2.

Se completa primera cirugía con linfadenectomía retroperitoneoscopica paraaortica y pélvica. Se deja Blake retroperitoneal.

A las 24h de la intervención la paciente se encuentra asintomática pero comienza con linforrea de unos 940 mL/24h que se convierte en quilorrea en 24 horas. Se pauta dieta rica en proteínas, baja en sal y exenta de grasas, adoptando actitud expectante.

Ante la persistencia de drenaje de material a las 72h y aún estando asintomática, se decide reintervenir procediendo al sellado de los vasos linfáticos. La paciente fue dada de alta a las 72h sin incidencias y con control en consultas externas de ginecología.

TABIQUE VAGINAL TRANSVERSO VS ATRESIA VAGINAL SEGMENTARIA

Paciente de 13 años con consulta en puerta de urgencias por dolor intenso en FID.

Antecedentes personales medico quirúrgicos sin interés.

Antecedentes ginecológicos: nulicoita, menarquia a los 9 años, desde entonces reglas muy escasas (prácticamente inexistentes) y dolorosas.

Ecografía transrectal; colpo-hematometra muy importante que en total mide 74x84 mm, el polo craneal de esta colección corresponde al cérvix que está totalmente dilatado. En el útero se evidencia hematometra en cantidad menos importante y sin dilatación u ocupación de trompas.

RMN pélvica: informa de probable tabique en tercio inferior de la vagina que asocia obstrucción hemática retrógrada hacia cérvix y cuerpo uterino, con hematometra a tensión

Exploración quirúrgica: se evidencia tabique íntegro y completo vaginal transversal a unos 2 cm del introito, no se visualiza cérvix. Se realiza exploración rectal dónde se palpa masa elástica que abomba tabique rectovaginal. Se realiza amplia resección de septo vaginal y exéresis de rodetes del septo, dejando continuidad entre vagina proximal y distal.

La paciente es dada de alta tras días de hospitalización con tapón vaginal que se retiró posteriormente y es citada para revisión en consulta hospitalaria. Durante este período la paciente consulta por emisión de sangre oscura y maloliente por vagina, sospechando por ecografía regeneración del tabique vaginal con piocolpos proximal al tabique.

Ante nueva obstrucción se decide nueva exploración quirúrgica por vía vaginal: se evidencia estenosis del canal vaginal a eliminar hasta 2 cm del introito, siendo imposible la palpación del cérvix. Se realiza nueva recanalización del canal vaginal con valvas y bisturí eléctrico hasta llegar a unos 7 cm de vagina donde se observa restos de septo transverso, por lo que se realiza exéresis de septo restante. Se deja Balón de Bakri con 150 cc de suero como dilatador vaginal. Se completa la exploración bajo analgesia con histeroscopia y laparoscopia diagnosticas, sin evidenciarse otras malformaciones asociadas.

Diagnóstico final: atresia vaginal segmentaria

Una semana después se realiza nueva exploración en quirófano para conocer el resultado final de la reconstrucción vaginal de las malformaciones de la paciente y se aprecia vagina permeable hasta 12-13 cm sin sinequias ni pegaduras.

Tratamiento domiciliario: tapón vaginal semirígido contínuo durante 3 meses y de uso nocturno durante 6 meses más para evitar reestenosis vaginal.

ENDOMETRIOSIS PLEURODIAFRAGMÁTICA

Mujer 38 años diagnosticada de esterilidad primaria remitida a Consultas de ginecología por tres episodios de neumotórax espontáneo (Febrero,Marzo 2012 y Mayo 2012) que requirieron toracostomía cerrada con drenaje pleural.

Aporta TC que informa de implantes nodulares hiperdensos de pequeño tamaño en pleura y diafragma que podrían estar relacionados con focos endometriósicos. En nuestra consulta de endometriosis es diagnosticada de endometriosis pélvica/ extrapélvica diafragmática-pleuropulmonar.

Exploración física: nódulo en espacio retrocervical doloroso y VAS 7 para dismenorrea y dispareunia

Exploración física: nódulo en espacio retrocervical doloroso y VAS 7 para dismenorrea y dispareunia

Eco transvaginal: genitales internos de morfología normal. Afectación tabique recto vaginal por pequeño nódulo de posible origen endometriósico.

Videotoracoscopia: resección de varias lesiones milimétricas en pulmón y diafragma que se envían a AP.

En seguimiento en nuestra consulta, no se inicia tratamiento por deseo genésico de la paciente

En 2014 presenta otro neumotórax espontáneo a las 72h de finalizar menstruación que requiere pleurodesis y talcaje de pulmón derecho.

Actualmente en seguimiento sin Recidivas

AMENORREA E HIPERPROLACTINEMIA

Paciente de 39 años remitida de la UGA por masa pélvica a estudio y Ca 125 elevado (160 UI/ml), resto de marcadores negativos. La paciente refiere cefalea, amenorrea de meses de evolución y algias pélvicas.

Antecedentes personales medico quirúrgicos : colecistectomizada.

Antecedentes ginecológicos: menarquia 11 años. G3C3. Ligadura tubárica.

Exploración física sin hallazgos relevantes.

Ecografía transvaginal: útero en anteversión con un mioma pediculado en segmento posterior izquierdo de 51x29mm, y ovarios dentro de la normalidad. Analítica completa, hormonas sexuales y tiroideas normales. Prolactina 7264mUI/L(341.41ng/ml).

Marcadores tumorales normales, excepto el Ca 125 que era de 157UI/ml.

RMN: masa quística selar y supraselar de 15.6x20mm con compresión del quiasma óptico, que es sugestiva de un macroadenoma quístico con sangrado subagudo.

Ante el diagnóstico de prolactinoma hipofisario es remitida a consultas externas de Neurocirugía que deciden junto con el servicio de Endocrino comenzar tratamiento médico con Cabergolina y revisión en 6 meses con nueva analítica y RMN.

EICH GENITAL TRAS TRASPLANTE ALOGÉNICO

Mujer de 39 años que acudió a urgencias por metrorragia como regla de varios días de evolución tras toma de TSH en pauta discontinua y dispaurenia severa con imposibilidad para tener relaciones sexuales.

Antecedentes personales medico quirúrgicos: linfoma de Hodgkin esclerosis nodular estadío III-B en 2009, tratada en última instancia con trasplante alogénico de hermana en 2012. EICH en mucosa oral.

Antecedentes gineco-obstétricos: G2P1C1 y última menstruación hacía 6 años.

Exploración física : muy dificultosa debido a la existencia de atrofia vaginal y graves sinequias vulvares.

Ecografía vaginal: imagen compatible con hematocolpos y hematómetra.

Se decidió liberación de sinequias vulvares mediante histeroscopia (conglutinación total vaginal a unos 3-4cms del introito sin localizarse ningún punto de entrada).

RESTOS DE WALTHARD

Mujer de 49 años de origen asiático que consula por metrorragias de un año de evolución.

Antecedentes personales medico quirúrgicos: IMC 31, hipertensa en tratamiento.

Antecedentes ginecológicos: menarquia a los 12 años. G3P2A1. FM: 7/28

Ecografía ginecológica: útero hipertrófico y un pólipo endometrial de 2-3 cm, por lo que fue remitida a la unidad de histeroscopia, con el diagnóstico final de hiperplasia atípica y alta sospecha de adenocarcinoma de endometrio.

Tratamiento quirúrgico: histerectomía con doble anexectomía vía laparoscópica.

Anatomía Patológica: Adenocarcinoma endometrioide de endometrio bien diferenciado (Grado 1) Estadío IA de la FIGO. Como hallazgo casual también se describió en la superficie de ambas trompas unas formaciones nodulares, blanquecinas, de entre 0,2 y 0,1 cm, agrupadas a modo desiembra miliar, que correspondieron con restos embrionarios de Walthard y dilataciones quísticas revestidas de epitelio urotelial, en forma de metaplasia urotelial benigna.

EVISCERACIÓN VAGINAL TRAS CIRUGIA DE WERHTHEIM-MEIG

Mujer de 38 años que acude a urgencias por notarse cuerpo extraño en vagina tras relaciones sexuales.

Antecedentes personales medico quirúrgicos: carcinoma epidermoide infiltrante de cérvix estadio IIIB tratado con cirugía Werhtheim-Meig y posterior radioterapia pélvica y braquiterapia adyuvantes recibiendo dosis total de 48Gy y Cisplatino. Tras 7 años en seguimiento en consultas de Oncología Ginecológica se decide alta.

Exploración física: se evidencia salida de paquete intestinal por vagina

Tratamiento quirúrgico: lavado y revisión de intestino delgado prolapsado y exéresis de tejido fibrinoide. Se comprueba viabilidad intestinal, no siendo necesaria la resección. Se reduce paquete intestinal y se sutura cúpula vaginal con puntos dobles discontinuos mediante sutura reabsorbible sintetica multifilamento 1/0.

Durante ingreso hospitalario recibió tratmiento antibiótico intravenoso, el postoperatorio fue favorable recibiendo el alta al cuarto día de la intervención quierúrgica.

Revision en consultas externas donde se constató evolución favorable, con cúpula vaginal integra y tacto rectal normal.

SINDROME DE MORRIS

Paciente de 16 años que consulta por amenorrea primaria sin otra sintomatología.

Antecedentes personales medico quirúrgicos sin interés

Antecedentes ginecológicos: desarrollo caracteres sexuales secundarios a los 13 años. Niega relaciones sexuales

Exploración física: talla 178cm, peso 68kg, fenotipo normal. Caracteres secundarios presentes. Mamas normales. Genitales externos normales. Himen integro. Resto no valorable por dolor.

Test gestageno negativo

Test estrógenos + gestágeno negativo

Ecografía pélvica: no se visualizan utero ni ovario

Analítica general normal

Analítica hormonal: T4 libre: 1,3; TSH: 2,87; LH: 24,9; FSH: 4,3; PRL: 10,8; 17 beta Estradiol: 29; Progesterona: 0,7; Testosterona: 511; DHEA-S: 1010; 17-OH-Progesterona: 1,2; Androstendiona: 4,6; Cortisol: 24,9

RMN pélvica: Sin alteraciones con significado patológico valorable en el estudio de colon e intestino delgado, en paciente con apéndice retrocecal de longitud significativa. Agenesia vaginal apreciando únicamente un pequeño remanente proximal de 1,5 cm. Agenesia uterina. No se identifican los ovarios en teórica región anexial o de localización ectópica. Tampoco se identifican hallazgos que sugieran gónadas en el canal inguinal, donde se observa alguna adenopatía inespecífica, o en pelvis superior. Únicamente se identifica una lesión nodular de 2 cm adyacente a los vasos iliacos externos derechos levemente hiperintensa en STIR y en T2 que parece mantenerse en todas las secuencias y que plantea la duda diagnóstica de posible gónada rudimentaria aunque pudiera tratarse de una imagen creada por un asa intestinal. Se identifica otra lesión de características similares adyacente al margen más anterior de los vasos iliacos externos izquierdos, inmediatamente anterior al músculo psoas ilíaco, de 18 mm, de señal similar a la lesión descrita contralateral, y que probablemente tenga la misma etiología. No se identifican anomalías renales identificando ambos riñones de tamaño, morfología y localización normal. No se identifica líquido libre u otros hallazgos de valor patológico. El conjunto de hallazgos sugieren un síndrome de insensibilización androgénica.

Cariotipo: Las metafases estudiadas presentan 46 cromosomas con fórmula sexual XY. Por bandas GTG se observa una estructura cromosómica compatible con la normalidad. Formula cromosómica: 46,XY

Laparoscopia diagnóstico-terapeútica: vagina ciega (2cm)Se realiza Gonadectomia bilateral por laparoscopia.

Anatomía patológica: Testículos inmaduros, epididimo, fragmentos de fimbrias, hidatide de Morgani

Diagnóstico: Síndrome de Morris. Sindrome de feminización testicular. Sindrome de insensibilización androgénica

Tratamiento: terapia hormonal sustitutiva. Valorar vaginoplastia cuando inicie relaciones sexuales.

TERATOMA QUISTICO MADURO

Paciente de 28 años que consulta por amenorrea de 12 meses de evolución con algún episodio de spotting aislado. Además refiere estrés psicológico y mala alimentación en el último año.

Sin antecedentes personales medico quirúrgicos de interés

Antecedentes ginecológicos: Menarquia a los 13 años, 5/28.

Exploración ginecológica: vaginoscopia normal, tacto bimanual dificultoso por defensa

Citología cervical: cervicitis, ectopia, metaplasia

Analítica general normal. Analitica hormonal: T4 libre: 1,2; TSH: 0.96; LH: 73,3; FSH: 95,8; PRL: 17,6; 17 beta Estradiol:10 ; Progesterona: 2,4; Testosterona: 80; DHEA-S: 5160; Androstendiona:6,0 . Cariotipo: 46 XX

Ecografia: Vejiga normal. Utero de ecogenicidad y tamaño normales, desplazado por una masa quística, heterogenea con areas hipoecogénicas de 80 x 70 mm, situada en fondo de saco y que por sus características sugiere quiste dermoide dependiente de ovario derecho. Resto sin hallazgos.

Laparoscopia: se objetiva masa anexial izquierda de +/- 8 cm compatible con quiste dermoide y cintilla ovárica derecha. Se realiza anexectomía izquierda por laparoscopia

Anatomía Patológica: Teratoma quístico maduro.

Diagnóstico: menopausia precoz. Teratoma quístico maduro.

Tratamiento: Inicia tratamiento con anticonceptivo hormonal oral a modo de terapia hormonal sustitutiva, pero transcurridos unos meses cambia al parche anticonceptivo por olvidos con la píldora. Actualmente está en lista de espera de ovodonación para conseguir embarazo mediante recepción de ovocitos donados.

SINDROME HIPERESTIMULACION OVARICA GRAVE

Paciente de 34 años que consulta en puerta de urgencias por dolor abdominal, sensación de plenitud, aumento de 4kg de peso en 10 días junto con dificultad respiratoria, oliguria, febrícula y nauseas, tras someterse a estimulación ovárica y posterior punción para tratamiento de reproducción asistida hace 10 días.

Sin antecedentes personales medico quirúrgicos de interés.

Antecedentes ginecológicos: menarquia a los 12 años. FM atáxica. Nuligesta

Exploración física: leve deshidratación cutáneo-mucosa, afebril, taquicárdica y eupneica. Abdomen blando y depresible aunque perímetro abdominal aumentado.

Especuloscopia: no sangrado

Ecografía ginecológica: útero con reacción decidual sin observarse saco gestacional, mioma en canto izquierdo de 30 mm. Ambos ovarios aumentados de tamaño (7-8 cm), líquido libre en todo el abdomen.

Analítica: Hb 15,2 g/dl, Hto 43,8%, leucocitos 23.000 con desviación a la izquierda N 92,4%, plaquetas 564.000, PCR 30.19 mg/L, Na 129 mEq/L, GOT 69 U/L, GPT 101 U/L, creatinina 0.8 mg/dl, urea 30 mg/dl, coagulación normal, BHCG 159 mUI/mL

Anormal y sedimento: nitritos positivos, proteinuria 100 mg/dl, cilindros granulosos

Rx tórax: ausencia de derrame pleural

Ecografía hepática normal. Ascitis moderada.

Se procede a ingreso hospitalario con control de peso diario, blance hídrico, diurético horario. Se pauta heparina de bajo peso molecular en dosis profiláctica, antibioticoterapia y CIK. Se añade fluidoterapia con suero fisiológico alternando con suero glucosado 5%. Albumina intravenosa y diurético con ajuste según balance hídrico. Analíticas seriadas y se realiza interconsulta a Nefrología.

Al 5º día de ingreso se constata aumento de 2kg de peso en 24h y empeoramiento sintomático secundario a la ascitis. Abdomen distendido con matidez a la percusión, hipoventilación en ambas bases pulmonares por lo que se realiza rx tórax que informan de normal. Se realiza paracentesis evacuadora donde se extraen 4.750 cc de líquido ascítico. Mejoría clínica posterior y mejora de los parámetros analíticos.

A las 48h tras paracentesis, aumento de 3kg y aumento de ascitis. Se realiza analítica:

Hb 10,2 g/dl, Hto 28,8%, leucocitos 23¡14.000 con desviación a la izquierda N 85,4%, plaquetas 603.000, PCR 30.19 mg/L, Na 129 mEq/L, GOT 350 U/L, GPT 389 U/L, FA 538 U/L, coagulación normal, BHCG 1263 mUI/mL. Proteinuria 1032 mg/dl, microalbuminuria 53.7 mg/dl. Se realiza ecografía transvaginal donde se visualiza saco gestacional con embrión puntiforme.

En el día 16 de ingreso se realiza la segunda paracentesis evacuadora obteniendo 2.100 cc.

En la 5ª semana de ingreso la paciente continua sintomática pero existe mejoría analítica. Se inicia retirada de albumina iv y diruréticos. Eco trasvaginal con saco gestacional y embrión correspondiente a 8+3 con latido cardíaco presente.

Tras 40 días de ingreso se procede a alta hospitalaria con analítica normal y paciente asintomática.

TORSIÓN OVÁRICA

Paciente de 23 años que consulta por intenso dolor abdomino-pélvico de 36h de evolución.

Antecedentes personales medico quirúrgicos sin interés

Antecedentes ginecológicos: menarquia a los 11 años, ciclos irregulares, G1P1

Examen físico: estable, leve palidez cutáneo mucosa, facies de dolor, TA: 99/87mmHg FC: 102lpm. Abdomen: palpación tumoración pélvica en hemiabdomen derecho, consistencia dura, móvil, dolorosa. Al tacto bimanual útero en AVF aumentado de tamaño consistencia dura, doloroso a la movilización, anexo derecho tumoración palpable.

Ecografía trasvaginal: Ovario derecho: 180×180mm con múltiples imágenes quísticas. Ovario izquierdo: no visible, líquido libre en fondo de saco.

Tratamiento quirúrgico: laparotomía exploradora donde se halló tumoraciones en ovario derecho de 20x20cm y en ovario izquierdo de 7x7cm ambos con torsión y signos de necrosis más 300cc de líquido libre en cavidad. Se realiza salpingooforectomía bilateral, histerectomía + apendicectomía.

Anatomía patológica: Adenocarcinoma seroso en ambos ovarios, cápsula con tumor, líquido de cavidad abdominal positivo para malignidad

Marcadores tumorales: AFP: 20.1ng/ml, Antígeno Carcinoembrionario: 13.3ng/ml, Ca 125 6.3U/l.

ENFERMEDAD PÉLVICA INFLAMATORIA

Paciente de 43 años que consulta por dolor tipo cólico en hipogastrio de una semana de evolución sin otra sintomatología.

Antecedentes personales medico quirúrgicos: apendicectomizada, ligadura tubárica por laparoscopia hace dos años.

Antecedentes ginecológicos: menarquia a los 13 años. G4P3A1.Portadora de dispositivo intrauterino portador liberador de hormonas como terapia por metrorragias.

Exploración física: dolor a la palpación en hipogastrio sin signos de irritación peritoneal. PPRB negativa

Tacto bimanual doloroso

Especuloscopia: vagina amplia, cérvix normoepitelizado de multípara, no leucorrea.

Ecografía ginecológica: quiste simple de 4cm en ovario derecho

Analítica: leucocitos 22.000 con desviación a la izquierda (N90%) PCR 9

Se ingresa para control de dolor con analgesia intravenosa. Ante la persistencia del dolor y abdomen quirúrgico se decide laparoscopia exploratoria.

Laparoscopia exploratoria: utero de tamaño normal, quiste simple de 3cm en ovario derecho. Trompas de Falopio dilatadas, de consistencia pétrea, fibróticas y adheridas a colon, no se observaron colecciones purulentas.

Tratamiento quirúrgico: salpingectomía bilateral y toma de muestra para cultivo. Retirada de dispositivo intrauterino.

Anatomía patológica: crecimiento en cultivo de Haemophilus Influenzae. Sanpingitis aguda bilateral.

Tratamiento médico: ampicilina-sulbactam durante 10 días con buena evolución y resolución del cuadro clínico.

ENDOMETRIOSIS CERVICAL

Paciente de 39 años que consulta por sangrado uterino abundante, dismenorrea, disqueccia, dolor pélvico crónico y dispareunia incapacitante de 3 años de evolución.

Antecedentes personales medico quirúrgicos sin interés

Antecedentes ginecológicos: menarquia a los 13 años, G3P3.

Exploración física: abdomen blando y depresible. Útero ligeramente aumentado de tamaño.

Tacto bimanual doloroso, dos nodulaciones de 1cm en parametrio izquierdo dolorosas a la palpación.

Especuloscopia: cérvix de multípara, eversión glandular de ambos labios cervicales, sangrado activo procedente de nodulación de 8mm en labio posterior.

Ecografía transvaginal: imagen hipoecoiga en labio posterior con bordes lisos y sin efecto acústico posterior, resto normal.

Colposcopia normal y Biopsia lesión labio posterior cervical: normal, no atipias.

Ante la persistencia del sangrado profuso se propone tratamiento quirúrgico.

Tratamiento quirúrgico: histerectomía abdominal total

Anatomía patológica de la pieza: endometriosis profunda cervical

ENDOMETRIOSIS DE LA PARED ABDOMINAL

Paciente de 27 años que consulta por tumoración de unos 3 cm en margen izquierdo de cicatriz de Pfannenstiel de 1 año de evolución y que aumenta de tamaño y se hace doloroso coincidiendo con la menstruación.

Antecedentes personales medico quirúrgicos sin interés

Antecedentes ginecológicos: menarquia a los 11 años, 5/28, G2C2

Exploración física: tumor a nivel de la pared abdominal anterior de unos 4cm de diámetro poco móvil, doloroso y no desaparece ante la contracción de los músculos abdominales.

Ecografía: imagen sólida, isoecogénica, mal delimitada.

TC: masa en recto anterior izquierdo, no compromete la totalidad de la masa muscular

Analítica general normal

Ante la sospecha de endometriosis de la pared abdominal se decide intervención quirúrgica.

Tratamiento quirúrgico: exéresis amplia, con resección muscular hasta vaina posterior con reconstrucción con malla de prolene.

Anatomía patológica: endometriosis

ENCEFALITIS POR ANTICUERPOS ANTI- NMDAR (RECEPTOR N-METIL D ASPARTATO)

Mujer de 13 años remitida a nuestro centro por cuadro de encefalitis. Previamente, comienza con astenia, afectación del estado general y episodios autolimitados de alteración del lenguaje, desorientación en tiempo y espacio y agitación psicomotriz.

Exploraciones complementarias: la analítica general, la radiografía de tórax y el TC craneal son normales.

RMN cerebral: leve afectación inflamatoria meníngea aracnoidea.

EEG: enlentecimiento difuso. La punción lumbar revela 101 Leucocitos (97% mononucleares) en el LCR. Negativo para Gram, VHS, Enterovirus, VHZ y CMV.

Ingresa precisando Benzodiacepinas y se inicia Aciclovir IV.

Diagnóstico de sospecha: encefalitis autoinmune.

Tratamiento: corticoides e inmunoglobulinas IV

TC abdómino-pélvico: Teratoma Ovárico izquierdo de 3.2 cm.

Determinación de anticuerpos anti-NMDA: positivos, confirmando el diagnóstico de sospecha.

Tratamiento quirúrgico: ooforectomía ovárica izquierda laparoscópica.

La paciente presenta mejoría clínica inmediata tras cirugía presentando mejoría clínica inmediata. A los cinco días, debuta con agitación psicomotriz, administrándose Rituximab y mejorando clínicamente. Recupera un estado de consciencia y ritmo sueño-vigilia normal, persistiendo ligera bradipsiquia y bradilalia. Es dada de alta con seguimiento posterior en consultas de Neurología

MIGRACIÓN DE DIU A CAVIDAD ABDOMINAL CON EMBARAZO INTRAUTERINO

Mujer de 33 años consulta en puerta de urgencias por dolor abdominal y amenorrea de 8 semanas.

Antecedentes personales medico quirúrgicos: hipotiroidismo en tratamiento con Eutirox.

Antecedentes ginecológicos: menarquia a los 11 años, G5P2A3. Portadora de dispositivo intrauterino de cobre desde hace 8 meses.

Exploración física: útero aumentado de tamaño concordante con amenorrea. Dolor a la palpación en hipogastrio sin signos de irritación peritoneal.

Especuloscopia: sangrado vaginal escaso. No visualización de guias del dipositivo intrauterino.

Ecografía transvaginal: saco gestacional intraútero de 20 mm, sin estructuras embrionarias. En región anexial izquierda se visualiza una estructura lineal hiperrefringente sugerente de DIU intraabdominal.

Rx abdominal: confirma la presencia de dispositivo en cavidad abdominal.

Diagnóstico: gestación anembrionaria y DIU migrado a cavidad abdominal.

Tratamiento quirúrgico: legrado obstétrico evacuador y laparoscopia terapéutica con extracción del dispositivo.

Anatomía patológiva: restos abortivos con ausencia de embrión y estructuras vellositarias de aspecto normal.

MIGRACIÓN DE DISPOSITIVO INTRAUTERINO A OVARIO

Paciente de 38 años que consulta en puerta de urgencias por dolor en fosa ilíaca izquierda de 2 meses de evolución.

Antecedentes personales medico quirúrgicos sin interés.

Antecedentes ginecológicos: menarquia a los 14 años, G2P2. Portadora de dispositivo intrauterino hace 4 años. FM 4/28

Exploración física: dolor a la palpación en fosa ilíaca izquierda, sin signos de irritación peritoneal.

Especuloscopia: sin hallazgos, ausencia de guías de dispositivo intrauterino.

Tacto vaginal: dolor a la palpación a nivel de anejo izquierdo.

Ecografía transvaginal: utero de ecoestructura normal. Ovario derecho normal. Visualización del dispositivo a nivel del sistema anexial izquierdo.

Radiografía simple de pelvis: se confirma la localización del dispositivo

Tratamiento quirúrgico: laparoscopia terapeútica con extracción del dispositivo intrauterino sin incidencias.

ABDOMEN AGUDO TRAS ROTURA ESPONTÁNEA DE QUISTE OVÁRICO ENDOMETRIÓSICO

Mujer de 20 años que consulta por dolor en hipogastrio de días de evolución y relacionado con la menstruación. Presenta fiebre de 38,5 °C, disuria y tenesmo vesical.

Antecedentes personales medico quirúrgicos sin interés.

Antecedentes ginecológicos: menarquia a los 12 años, nuligesta, FM 5/30.

Exploración física: se palpa masa en fosa ilíaca derecha.

Ecografía abdominal se aprecia un útero de 72 x 30 x 35 mm, imagen semisólida en OD de 65 x 63 mm, con ecos internos; en ovario izquierdo (OI) es normal.

Diagnóstico de sospecha: absceso tuboovárico.

Tratamiento quirúrgico: laparotomía diagnóstico terapéutica donde se visualiza un endometrioma roto e infectado de unos 6 cm de diámetro en ovario izquierdo, trompa normal. Múltiples adherencias en cara posterior uterina, asas intestinales y sigma. Ovario derecho de tamaño normal con implantes endometriosicos, trompa derecha normal.

Anatomía patológica: quiste hemorrágico de origen endometriósico. En la serosa hay infiltración inflamatoria aguda y crónica de fibrina y focos de hemorragia.

Tratamiento médico posterior: análogos de GnRH durante 4 meses y posteriormente anticonceptivos.

METRORRAGIA PERSISTENTE EN LOS PRIMEROS CICLOS MENSTRUALES

Paciente de 12 años que consulta por dolor abdominal, polihipermenorrea y astenia general.

Antecedentes personales medico quirúrgicos sin interés.

Antecedentes ginecológicos: menarquia a los 10 años, con reglas prolongadas y frecuentes. Nuligesta.

En la exploración física: palidez moderada, abdomen blando y depresible, no masas, no doloroso.

Hemograma: anemia (hemoglobina [Hb] 8 g/dl) con microcitosis (volumen corpuscular medio [VCM] 71 fl), hipocromía (concentración de hemoglobina corpuscular media [CHCM] 20,7 g/dl) y ferropenia (ferritina 4 µg/dl y hierro 20 µg/dl).

Tratamiento médico: hierro oral con buena respuesta hematológica en un mes (Hb 12,2 g/dl; VCM 85,7 fl; CHCM 27,2 g/dl) y se recomienda mantenerlo durante tres meses hasta nuevo control.

Cinco meses después de la consulta inicial, tras comprobar persistencia de la ferropenia (Hb 12,7 g/dl, VCM 96,7 fl, CHCM 31,9 g/dl, ferritina 7 µg/dl y hierro 73 µg/dl) a pesar del tratamiento con hierro oral correcto que solicita ecografía abdominal y pélvica.

Ecografía abdominal y pélvica: formación quística de 84x48 mm en zona anexial derecha, que presenta un polo sólido de unos 26 mm. Dicha formación es compatible con endometrioma o quiste hemorrágico según el informe ecográfico.

Resonancia magnética abdominopélvica: lesión quística dependiente de anejo derecho con probable contenido hemorrágico en su interior.

Marcadores tumorales: ligero aumento del Ca 125 (66,74 U/ml) con Ca 19-9, alfafetoproteína, fracción beta de la gonadotropina coriónica humana y lactatodeshidrogenasa normales.

Tratamiento médico: anticoncepción oral para ver la evolución de su imagen ecográfica, con el diagnóstico de endometrioma ovárico frente a folículo hemorrágico.

Tras nueve meses, se decide tratamiento debido al aumento del tamaño y persistencia de clínica.

Tratamiento quirúrgico: quistectomía ovárica derecha por laparoscopia.

Anatomía patológica: cistoadenofibroma mucinoso.

LEIOMIOMA QUISTICO GIGANTE

Paciente de 71 años que es remitida a nuestro servicio por hallazgo casual durante una exploración física de una gran masa abdominal.

Antecedentes médico quirúrgicos: IMC superior a 30 kg/m2, un síndrome depresivo en tratamiento e insuficiencia venosa crónica.

Antecedentes ginecológicos: menarquía a los 11 años. Menopausia a los 50 años.G4P4.

Exploración física: distensión abdominal sin dolor abdominal, gran masa abdominal fija de unos 20 cm, sin oleada ascítica. Los genitales externos eran atróficos.

Especuloscopia: cérvix fue normal. Ambos fondos de saco vaginales libres.

Ecografía transvaginal: Utero atrófico, no valoración del origen de la tumoración. No líquido libre en Douglas.

Analítica general normal.

Marcadores tumorales: CA 125: 42,2 UI/ml; CA 19,9: 7,68 UI/ ml; CEA: 0,74 ng/ml; HE-4: 66 pmol/l, todos ellos en el rango de normalidad.

Ecografía abdominal: tumoración mixta con predominio quístico que ocupaba todo el abdomen desde la pelvis hasta el apéndice xifoides, con un diámetro transversal de 20,5 cm y un diámetro anteroposterior de 15 cm, áreas de crecimiento sólido en el interior de la pared quística, vascularizadas y con índice de resistencia bajo.

TAC abdominopélvica: masa ginecológica de gran tamaño de predominio quístico con paredes externas gruesas y polo sólido heterogéneo en zona caudal, probablemente cistoadenoma/cistoadenocarcinoma mucinoso ovárico. No adenopatías significativas a nivel inguinal, iliaco ni retroperitoneal.

Tratamiento quirúrgico: histerectomía total con doble anexectomía mediante laparotomía media infra y supraumbilical.

Anatomía patológica: leiomioma con degeneración hidrópica-carnosa. Endometrio atrófico. Anejos uterinos: sin hallazgos histológicos significativos.

SÍNDROME DE MAYER-ROKITANSKY-KÜSTER-HAUSER

Mujer de 16 años que consulta por amenorrea primaria.

Antecedentes medico quirúrgicos sin interés.

Antecedentes ginecológicos: nulicoita.

Exploración física general: El abdomen blando y depresible, no masas ni megalias. Glándulas mamarias desarrolladas, vulva con vello púbico ginecoide, labios mayores y menores normales, clítoris, meato urinario, periné y canal inguinal normales. Orificio compatible con probable introito vaginal, sin poder introducir un hisopo.

Analítica general y hormonal normal.

Cariotipo: 46XX.

Ecografía abdominal: útero rudimentario. Esbozo en fondo vaginal de 1,8x 0,6 cm, sin morfología normal. Ovarios normales.

Resonancia Magnética con contraste: anejos dentro de la normalidad. Esbozo de útero de pequeño tamaño localizado por delante del recto donde no se visualiza cavidad endometrial por lo que se asume que se trata de un útero hipoplásico. No se visualizan alteraciones de vejiga urinaria ni de las estructuras óseas incluidas en el estudio.

Diagnóstico sospecha: útero hipoplásico sin evidenciar otras alteraciones.

Después de una adecuada evaluación psicológica y multidisciplinaria se le plantea la cirugía para la creación de una neovagina. Tanto la familia como la paciente prefieren esperar.

A los 19 años, la paciente refiere querer someterse a cirugía. Se realiza nueva batería de pruebas diagnósticas:

Resonancia magnética: hipoplasia uterina. Probables ovarios poliquísticos.

Ecografía: útero rudimentario. Ovario izquierdo de tamaño y ecoestructura normal y dimensiones de 33 x 21,4 x 21,1m. Ovario derecho de tamaño y ecoestructura normal y dimensiones de 39 x 25 x 24 mm.
Urografía: No se identifican malformaciones
Tratamiento quirúrgico: laparoscopia exploratoria + reparación perineal.

Tratamiento domiciliario: pauta de dilatación con conos vaginales, y se hará lavados diarios con Rosalgin. Se aplicará Blastoestimulina óvulos y Blissel gel vaginal una vez al día. Controles posteriores en consultas externas de ginecología.

DOLRO ABDOMINAL DE ORIGEN GINECOLOGICO

Paciente de 22 años de edad que acude al servicio de urgencias por presentar desde hace dos días dolor abdominal intenso localizado en fosa iliaca derecha no irradiado, que no cede pese a analgesia. No presenta fiebre, ni otra sintomatología asociada.

Antecedentes personales medico quirúrgicos sin interés.

Antecedentes ginecológicos: menarquía a los 2 años. Nulicoita. FM 4/28

Exploración Física: abdomen blando, depresible, doloroso a la palpación, Blumberg positivo, Murphy negativo, no masas ni megalias, no signos de irritación peritoneal. Puño percusión renal bilateral negativa.

Eco vaginal: anejo izquierdo normal. Anejo derecho con imagen de quiste simple de contenido heterogéneo compatible con quiste hemorrágico de 35x31 mm. Escasa cantidad de líquido libre en Douglas.

Ecografía abdominal: Ovario izquierdo con algunos quistes foliculares en su periferia de tamaño normal. En ovario derecho se observa lesión de morfología redondeada, Contornos bien definidos y contenido hiperecogénico. Pequeña cantidad de líquido libre. Conclusión: lesión hiperecogénica y bien circunscrita que parece depender de ovario derecho y sugiere como primera posibilidad quiste hemorrágico. Resto normal.

Analítica general normal.

La paciente fue dada de alta con tratamiento antiinflamatorio y anticonceptivos orales durante tres meses.

ENDOMETRIOSIS VULVAR

Paciente de 22 años de edad que consulta por dolor e inflamación en zona vulvar de dos años de evolución y que aumentaba de intensidad durante la menstruación.

Antecedentes personales médicos sin interés.

Antecedentes ginecológicos. Menarquía a los 12 años, nulípara. Anexectomía por laparotomía hace 4 años por un endometrioma de ovario izquierdo. FM 4/28.

Exploración física: tumoración dura de 2 x 2 x 1 centímetros con una coloración azulada cercana al labio mayor izquierdo de la vulva, a unos 2 centímetros de la cicatriz de la laparotomía.

Ecografía transvaginal: útero y ovario derecho normal.

Tratamiento quirúrgico: resección de la tumoración, observándose la salida de pequeña cantidad de líquido achocolatado.

Anatomía patológica: focos endometrioides, depósitos de hemosiderina, glándulas y estroma endometriales con extravasación de eritrocitos e infiltrados inflamatorios alrededor de las glándulas.

www.ingramcontent.com/pod-product-compliance
Lightning Source LLC
Chambersburg PA
CBHW070334190526
45169CB00005B/1885